AF385692

DES DIFFÉRENTES ESPÉCES

DE

VIRUS VACCINS

ET DES

DEGRÉS DIVERS DE LEUR ACTIVITÉ

DISCOURS

prononcé à la Société de médecine de Lyon, dans la séance du 1er mai 1871,

Par M. A. RODET,

EX-CHIRURGIEN EN CHEF DE L'ANTIQUAILLE.

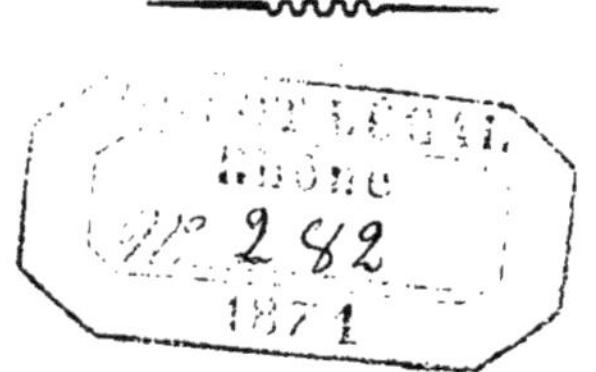

LYON

IMPRIMERIE D'AIMÉ VINGTRINIER

Rue de la Belle-Cordière, 14

1871

(*Extrait du* Lyon Médical.)

LYON. — IMP. D'AIMÉ VINGTRINIER.

DIFFÉRENTES ESPÈCES DE VIRUS VACCINS

ET DES

DEGRÉS DIVERS DE LEUR ACTIVITÉ

MESSIEURS ,

Les virus dont j'ai à vous entretenir sont au nombre de cinq, savoir : le *cow-pox spontané*, le *cow-pox issu de horse-pox*, le *cow-pox issu du vaccin humain*, le *vaccin jennérien* et le *vaccin des revaccinés*.

J'étudierai d'abord les effets immédiats de ces différents virus sur l'économie animale, et je m'occuperai ensuite de leurs effets consécutifs ou préservatifs de la petite vérole.

§ I. — *Effets immédiats des différents vaccins.*

1° DU COW-POX SPONTANÉ.

Par *cow-pox spontané* j'entends celui qui survient fortuitement sur la vache, sans l'intermédiaire de l'art ; mais je n'entends pas préjuger la question de savoir s'il peut réellement se développer spontanément sur cet animal, ou si, au contraire, celui-ci le reçoit toujours du cheval ou d'une autre source quelconque.

En 1853, un cow-pox spontané fut découvert dans les environs de Roanne. Un échantillon en fut envoyé à la Charité, où M. Valette, alors chirurgien en chef, l'inocula sur un enfant. Je transportai le vaccin qui provint de cette inoculation sur un de mes propres enfants et j'obtins des pustules plus belles que toutes celles que j'avais vues antérieurement. Elles étaient larges au moins comme des pièces de 50 centimes, très-plates, d'un beau blanc argenté, entourées d'une large auréole inflammatoire et accompagnées de beaucoup de fièvre. La marche de ces pustules fut plus lente que celle de la vaccine ordinaire et leur durée plus longue, car leur évolution ne fut terminée que trois semaines après l'inoculation.

Je me servis de ces pustules pour vacciner d'autres enfants et sur tous j'obtins des résultats analogues, c'est-à-dire de très-larges pustules déterminant beaucoup de réaction et ne se terminant qu'au bout de trois semaines. Sur l'un de ces enfants, les pustules devinrent si larges que, vers le 8e ou le 9e jour, les parents effrayés me firent appeler en toute hâte et que la mère m'apostropha par ces mots en me voyant arriver : Qu'avez-vous donc mis sur les bras de mon enfant? Vous vous plaignez de trop de richesse, répondis-je, après avoir jeté un coup d'œil sur les pustules. J'ai mis sur votre enfant le plus beau et le meilleur vaccin que l'on puisse trouver.

Cette étendue inaccoutumée des pustules, cette forte inflammation qui les entourait et la réaction fébrile intense qui les accompagnait me déterminèrent à diminuer, sur chaque enfant, le nombre de mes inoculations. Je faisais auparavant trois piqûres à chaque bras; je n'en fis plus que deux pour économiser la souffrance et pour ne pas exciter une réaction fébrile qui peut-être aurait pu n'être pas sans inconvénient dans certains cas.

Je me servis de ce puissant vaccin pendant trois ans environ, au bout desquels je le perdis. Conservé pour une saison prochaine dans des tubes que je ne lutai peut-être pas avec assez de soin, je le trouvai desséché lorsque je voulus m'en servir et, depuis lors, je fus obligé de revenir au vaccin de tout le monde.

J'ai dû me demander si le cow-pox *spontané* est toujours doué d'une semblable puissance, et voici ce que m'ont appris quelques recherches faites sur ce sujet.

En 1836, on découvrit, à Passy, un cow-pox spontané dont la puissance a été signalée par plusieurs observateurs. M. Bousquet, si compétent en cette matière, dit que les effets de ce cow-pox dépassaient de beaucoup ce qu'il avait observé jusqu'alors. Un grand nombre d'individus furent inoculés à un bras avec le vaccin ordinaire et à l'autre avec le cow-pox. Le 1er donna lieu à des pustules petites, chétives, peu enflammées. Le 2e produisit constamment de larges pustules à couleur vive et de durée plus longue. Ces faits bien constatés et souvent répétés firent croire à la dégénérescence du virus-vaccin et à la nécessité de revenir à la source, c'est-à-dire au cow-pox.

Si nous remontons encore plus haut dans l'étude de cette question, nous apprenons que Jenner lui-même se servit à une époque d'un cow-pox si puissant qu'il en fut effrayé et qu'il crut devoir intervenir pour en atténuer les effets, soit au moyen des émollients, soit même par la cautérisation Sa frayeur se dissipa peu à peu, mais il se borna à faire avec ce virus une seule piqûre à chaque bras.

Voilà trois cow-pox dont les effets paraissent identiques. Dans les trois cas, même largeur des pustules, même réaction fébrile et même durée de l'éruption. Mais on se tromperait si l'on en concluait que le cow-pox spontané est toujours doué d'une pareille puissance. La preuve de ce que j'avance, je la trouve dans Jenner et dans M. Bousquet. Le premier ne se servit pas toujours d'un virus aussi puissant, et il raconte que le cow-pox qu'il a vu dans les environs de Londres était loin de produire des pustules aussi larges que celui de Berkeley. Le second assure que le cow-pox découvert dans la Côte-d'Or, que celui de Rouen et celui que Magendie découvrit et présenta à l'Académie en 1845 ne produisaient pas, à beaucoup près, des effets aussi remarquables que celui de Passy.

Ainsi, voilà un premier fait qui me paraît acquis à la science, c'est que le cow-pox spontané est le vaccin à sa plus haute puissance, mais que sa force et son activité, loin d'être toujours identiques varient au contraire selon la vache d'où il provient,

2° DU COW-POX ISSU DU HORSE-POX.

J'ai expérimenté à deux époques différentes le cow-pox issu du horse-pox. La première fois c'était en juin 1868. Notre cher et honoré collègue, M. Saint-Cyr, ayant inoculé à une génisse du horse-pox découvert à l'école vétérinaire, eut l'extrême obligeance de m'en prévenir. Au jour choisi par lui, je me rendis à l'Ecole avec un enfant âgé de deux ou trois mois. Je fis trois inoculations à chaque bras avec du virus que je pris dans de très-belles pustules situées sur les mamelles de la génisse. Puis je remplis deux tubes de verre avec le même virus. Sept jours après je me rendis auprès de l'enfant, que je m'attendais à trouver en proie à la fièvre, avec des bras fortement enflammés, et mon étonnement fut extrême lorsqu'on me dit et lorsque j'eus constaté que mes six piqûres n'avaient absolument rien produit. Pensant alors être tombé sur un enfant réfractaire j'en vaccinai un autre du même âge avec un de mes tubes et j'obtins cette fois avec mes six piqûres une seule pustule semblable à celle du vaccin ordinaire, c'est-à-dire n'ayant rien de remarquable ni par son étendue ni par sa durée. Chose étrange! trois jours après le début de cette pustule une 2ᵉ apparut deux ou trois centimètres plus loin, dans un point où je crois être certain de n'avoir fait aucune piqûre. Cette 2ᵉ pustule atteignit des dimensions trois fois moindres que la 1ʳᵉ et disparut en même temps qu'elle.

Ainsi dans cette première expérience, avec 12 inoculations je n'ai obtenu qu'une pustule de dimensions médiocres et une pustule accidentelle très-peu développée. Que nous sommes loin des résultats obtenus avec le cow-pox de 1853 ! Mais passons.

Cette année-ci, grâce à l'obligeance de M. Peuch et grâce à mon frère, directeur de l'Ecole vétérinaire, j'ai pu faire un certain nombre d'expériences avec le cow-pox issu du horse-pox qui a été introduit et cultivé dans cette Ecole avec un zèle digne des plus grands éloges. J'ai pu d'abord inoculer à deux enfants vierges encore de vaccine du cow-pox renfermé dans des tubes. Chez le premier enfant j'ai fait trois piqûres sur un seul bras et j'ai obtenu une pustule vaccinale de moyenne étendue. Sur l'autre j'ai fait trois piqûres à chaque bras et ces six piqûres m'ont donné six pustules bien développées, mais ne dépassant pas les dimensions des pustules vaccinales ordinaires.

Avec le même cow-pox renfermé dans des tubes j'ai revacciné un assez grand nombre de personnes et je dois dire que, quoique ce virus eût été très-récemment recueilli, je n'ai obtenu aucune espèce de résultat. Enfin j'ai conduit à l'Ecole vétérinaire dix personnes appartenant à deux familles et je les ai vaccinées en prenant le cow-pox sur la génisse même.

Parmi ces dix personnes se trouvait un enfant de dix mois, non encore vacciné. Cet enfant a eu six pustules de très-belle venue, mais de dimensions médiocres.

La mère de cet enfant, âgée de 38 ans et vaccinée dans son enfance, a eu également six pustules aussi belles que celles de son enfant, mais de moindre durée.

Un autre enfant de cette dame, âgé de trois ans et demi, et ayant été vacciné trois ans auparavant, a eu des pustules que je n'ai pu voir, mais qui, d'après la mère, étaient aussi belles que les siennes.

L'autre famille se composait de sept personnes, le père, la mère, la tante, trois enfants et la bonne Ces sept personnes avaient toutes été vaccinées dans leur enfance et avaient été, de plus, revaccinées par moi, sans succès, huit ou dix jours auparavant, avec du vaccin de revacciné. Sur l'un des enfants, jeune fille de

14 ans, j'obtins une vaccine vraie, de belle apparence. Sur la bonne le résultat fut nul, mais j'ai appris depuis qu'elle avait toujours été réfractaire à l'inoculation et qu'elle avait été vaccinée sept fois, sans succès. Enfin chez les cinq autres personnes je n'obtins que la fausse vaccine.

Il résulte de ces expériences que le cow-pox issu du horse-pox est un excellent vaccin lorsqu'il est pris sur la vache, mais que son action devient très-incertaine lorsqu'il a été renfermé dans des tubes.

3° DU COW-POX ISSU DU VACCIN HUMAIN.

Lorsque M. Lanoix passa à Lyon, ramenant de Naples une génisse vaccinifère, on inocula le cow-pox de cet animal à des génisses de l'Ecole vétérinaire. Avec une des pustules qui étaient résultées de ces inoculations je vaccinai un enfant de six mois et mes six piqûres produisirent une seule pustule d'étendue médiocre.

Cette année, la variole ayant éclaté dans l'ambulance de l'Ecole vétérinaire et menaçant d'y faire de grands ravages, mon frère chercha immédiatement à conjurer ce péril en faisant faire de nombreuses revaccinations avec du cow-pox provenant, non pas du horse-pox, que l'on ne possédait pas alors, mais simplement du vaccin humain. Ces revaccinations furent confiées à M. Peuch, qui s'en acquitta avec l'activité et le zèle infatigables que vous lui connaissez. Prévenu de l'existence de ce cow-pox, je conduisis à l'Ecole vétérinaire vingt personnes adultes ayant été vaccinées dans leur enfance, et je les revaccinai toutes avec le virus pris sur la génisse par M. Peuch lui-même. Quelques jours après je revaccinai 20 autres personnes se trouvant dans des conditions analogues, avec le même virus contenu dans des tubes. Or, sur ces 40 personnes je n'obtins absolument aucun résultat. Et la preuve que ces 40 personnes n'étaient pas réfractaires, c'est que je les ai revaccinées de nouveau avec du vaccin jennérien et que j'ai obtenu chez toutes, ou à peu près, soit la vaccine vraie, soit la fausse vaccine. A quoi a pu tenir un insuccès aussi complet ? Est-ce à la mauvaise qualité du virus ou à un *modus-faciendi* vicieux ? Peut-être à ces deux causes. Je présume, comme je le dirai plus loin, que le virus était recueilli trop tard, par conséquent à une époque où il avait déjà perdu une grande partie de son activité, et que cette circonstance a été l'une des causes de mes insuccès et de bien d'autres; mais je ne pense pas que cette cause soit la seule.

Pour en juger, voyons quels résultats on a obtenus avec le cow-pox issu du vaccin humain ou, si l'on veut, avec le cow-pox de provenance incertaine que l'on emploie généralement dans les vaccinations animales.

L'année dernière, de très-nombreuses vaccinations et revaccinations ont été pratiquées au parc de la Tête-d'Or. Eh bien! si mes informations sont exactes, ces inoculations ont très-souvent échoué. Voici dans tous les cas un fait irrécusable à l'appui de ce que j'avance.

Au printemps de 1870, une famille de neuf personnes me pria de la revacciner séance tenante ou à jour fixe. N'ayant pas alors une suffisante quantité de vaccin à ma disposition, j'engageai cette famille à se faire revacciner au parc au moyen du cow-pox. En décembre dernier je fus appelé pour soigner l'un des membres de cette famille, jeune homme de 14 ans, élève du pensionnat des Chartreux, lequel était atteint d'une varioloïde confluente grave, avec délire incessant. Ce jeune homme guérit, mais il fallut songer à préserver le reste de la famille. J'appris alors que tous avaient été revaccinés au parc, deux fois, à huit jours d'intervalle, mais sans aucun résultat. Je les vaccinai tous moi-même avec du vaccin jennérien, et j'obtins une fausse vaccine sur sept et une vaccine si complète sur le frère jumeau du malade, élève comme lui du pensionnat des Chartreux, que le docteur Morel, médecin de l'établissement, s'en servit, m'a-t-on assuré, pour revacciner tous les autres pensionnaires.

A Paris, où la vaccine animale a été un moment en si grande vogue, a-t-on été plus heureux? Il est permis d'en douter en songeant que le public ne tarda pas à perdre l'engouement qu'il avait d'abord manifesté pour cette méthode, et ce doute se transforme en certitude lorsqu'on jette un coup d'œil sur la statistique que M. Vernois présenta à l'Académie de médecine peu de temps avant le début de notre désastreuse guerre.

D'après cette statistique 838 vaccinations animales ont été faites dans les lycées de Paris ainsi que dans les prisons de Mazas et de Santé. Et notons que presque toutes ces vaccinations ont été faites par M. Lanoix lui-même. Or elles ont donné 125 résultats positifs soit 14,91 pour cent.

Par contre 259 vaccinations jennériennes ont été faites à la même époque dans les lycées de Versailles et de Napoléon et elles ont donné 104 succès, soit 40,10 pour cent (1).

Il résulterait de cette statistique que la puissance inoculable du cow-pox issu du vaccin humain ou de provenance incertaine

---

(1) Voici cette statistique avec tous ses détails :

A. *Vaccinations animales.*

1° Au lycée Napoléon, 229 vaccinations (17 succès, 212 insuccès).
2° Lycée Saint-Louis, 273 vaccinations (74 succès, 199 insuccès).
3° Lycée Louis-le-Grand, 24 vaccinations (0 succès, 24 insuccès).
4° Prison Mazas, 162 vaccinations (8 succès, 154 insuccès).
5° Prison de Santé, 150 vaccinations (26 succès, 124 insuccès)
Total 838 vaccinations animales (125 succès, 713 insuccès.)

B. *Vaccinations jennériennes.*

1° Lycée Napoléon, 171 vaccinations (70 succès, 101 insuccès.)
2° Lycée de Versailles, 88 vaccinations (34 succès, 54 insuccès.)
Total 259 vaccinations jennériennes (104 succès, 155 insuccès.)

est à celle du vaccin jennérien comme 14 et une fraction est à 40 et une fraction. Il est vrai que M. Depaul, le grand apôtre de la vaccine animale, ne s'est pas déclaré vaincu par cet argument, en apparence si puissant, et qu'il a déclaré cette statistique sans valeur, attendu, a t-il dit, que les vaccinations avaient été faites par M. Lanoix, c'est-à-dire par celui de tous les vaccinateurs qui les pratique le plus mal. Je vous laisse apprécier, messieurs, la valeur de cette réponse. Quant à moi, je ne puis m'empêcher de considérer comme bien démontrée par les faits que je viens de rapporter l'infériorité du cow-pox issu du vaccin humain ou de provenance incertaine que l'on emploie généralement dans les vaccinations animales.

4° DU VACCIN JENNÉRIEN.

Le vaccin jennérien est, bien entendu, celui que j'ai le plus souvent employé. Néanmoins je ne m'étendrai pas sur son compte et je me bornerai à quelques points de son histoire qui me paraissent plus particulièrement intéressants.

Lorsque ce vaccin est bien choisi et qu'on l'inocule à une personne non encore vaccinée, on peut prédire à peu près à coup sûr que l'on verra surgir autant de pustules que l'on aura fait de piqûres d'inoculation. Sous le rapport de l'inoculabilité on peut donc dire qu'il ne laisse rien à désirer et qu'il égale, s'il ne surpasse même, le cow-pox le plus parfait. Mais la puissance d'un virus ne se juge pas seulement par la facilité plus ou moins grande avec laquelle il s'inocule et germe sur la peau. Elle dépend aussi du volume, de l'étendue et de la durée des pustules qui en résultent, lorsque l'inoculation a réussi.

Tel vaccin s'inocule difficilement qui produit, lorsqu'il prend, des pustules superbes. Tel autre prend mieux, mais ne produit que des pustules chétives et sans vigueur. Sous ce rapport la palme revient, sans contredit, au cow-pox primitif et au vaccin issu récemment du cow-pox.

Lorsque les pustules vaccinales ne sont pas entourées d'auréole inflammatoire, ou lorsque celle-ci est très-faible ces pustules ne fournissent ordinairement qu'une petite quantité de virus. Mais celui-ci est dense, visqueux et remonte assez difficilement dans les tubes capillaires.

C'est un vaccin dans lequel le principe actif est très-abondant proportionnellement à la sérosité qui le contient. Aussi est-il doué d'une très-grande puissance inoculable et suffit-il d'une quantité presque imperceptible de ce virus pour obtenir des effets assurés.

Lorsque, au contraire, les pustules sont entourées d'une inflammation forte et étendue, elles fournissent du vaccin en grande abondance mais ce vaccin est plus ténu, plus dilué, moins sûr dans ses effets, et une plus grande quantité doit être inoculée si l'on ne veut pas s'exposer à des insuccès.

D'où vient donc cette abondance de fluide vaccinal, dans le cas dont je m'occupe? Le voici : la pustule une fois ouverte, le virus qu'elle contient suinte à sa surface comme dans le cas précédent, mais à ce virus vient bientôt s'ajouter la lymphe qui infiltrait le réseau réticulaire de la peau dans les parties enflammées, car cette lymphe, revenant incessamment sourdre à la surface de la pustule ouverte, se mêle avec le virus de cette pustule, qu'elle rend beaucoup plus abondant en même temps qu'elle en diminue la puissance. La preuve que cette lymphe vient par un mouvement de retour des parties enflammées de la peau, c'est que, à mesure qu'elle s'écoule, on voit l'auréole inflammatoire s'affaisser et pâlir, pendant que les malades éprouvent un certain soulagement et un sentiment de déplétion dans ces parties.

5° DU VACCIN DES REVACCINÉS.

Lorsqu'on vaccine des personnes déjà vaccinées depuis un temps plus ou moins long, on obtient des effets extrêmement variables. Assez souvent le résultat est absolument nul, mais alors il convient de recommencer l'opération et d'y revenir plusieurs fois s'il le faut, car j'affirme qu'avec de la persévérance et l'emploi d'un bon vaccin on finit presque toujours par obtenir un effet quelconque, et quelquefois même la plus belle vaccine.

D'autres fois on voit survenir sur les piqûres, dès le lendemain de l'inoculation, une petite élevure rouge avec accompagnement de prurit. Cette élevure reste papuleuse, se développe peu à peu et disparaît au bout de quelques jours. Le plus souvent il se forme sur chaque piqûre ou sur quelques-unes d'entre elles une pustule acuminée qui est le siége d'une démangeaison si vive que les malades ne peuvent résister au besoin d'y porter les ongles et de les déchirer. Ces pustules, dont l'apparition commence un jour ou deux après l'inoculation, sont assises sur un plateau enflammé, plus ou moins étendu et douloureux, avec retentissement sur les glandes axillaires. Elles durent 5, 6 ou 8 jours, puis disparaissent sans laisser de traces sur la peau.

Quelquefois les pustules ne commencent à poindre qu'au bout de trois jours. Elles se développent lentement, deviennent plates et ombiliquées, présentent en un mot les caractères de la vraie vaccine, mais au septième jour déjà elles commencent à se flétrir et à s'affaisser. Leur surface présente une teinte brune qui augmente rapidement, puis se couvre d'une croûte mince qui tombe au bout de quelques jours sans laisser au-dessous d'elle de cicatrice déprimée et gauffrée comme la vaccine ordinaire.

Enfin, dans certains cas, les pustules vaccinales débutent, se développent et se terminent comme celles de la vaccine la plus légitime, en parcourant leurs phases de la manière la plus régulière. Ce dernier cas est rare chez ceux qui ont été réellement vaccinés dans leur enfance et qui portent sur la peau les marques irrécusables d'une vraie vaccine antérieure. Pour ma part, je l'ai obtenu surtout chez des domestiques venant de la campagne et se disant vaccinés, mais chez lesquels ces marques indéniables n'existaient pas.

Les nuances nombreuses que présentent les résultats des inoculations chez les revaccinés se réduisent en définitive à trois types essentiels, savoir : la *fausse vaccine*, la *vaccinoïde* et la *vaccine vraie*, et si vous voulez me permettre une comparaison pour caractériser ces trois types, je dirai que la *fausse vaccine* est comparable à une plante qui semble sortir de terre avec vigueur, mais qui meurt avant d'avoir produit des fleurs et des fruits. Que la *vaccinoïde* ressemble à une plante qui se développe davantage et qui produit des fleurs et des fruits mais qui périt avant que ceux-ci aient atteint la maturité qui les rend propres à germer et à reproduire sûrement l'espèce. Que la *vaccine vraie* enfin est comme une plante qui parcourt toutes les phases de son développement et qui ne meurt qu'en laissant des fruits propres à la multiplier.

De tout ce que je viens de dire il résulte que le vaccin des revaccinés ne doit être utilisé que dans des cas relativement rares, c'est-à-dire que lorsqu'on a obtenu de véritables pustules de vaccine légitime, et qu'il faut rejeter non-seulement les fausses vaccines, mais même les vaccinoïdes, dont le virus ne donnerait que des effets très-incertains.

§ II. — *Parallèle entre la vaccine animale et la vaccine humaine.*

De ce qui précède il résulte, je crois, d'une manière irrécusable, que le cow-pox spontané, le cow-pox issu du horse-pox et le vaccin jennérien sont d'excellents vaccins et qu'il faut, autant que possible, s'en tenir à eux dans les vaccinations ; tandis que le cow-pox issu du vaccin humain et le vaccin des revaccinés sont des virus de qualité inférieure, et qu'il ne faut y avoir recours qu'à défaut des premiers.

Parlerai-je, maintenant, de la prééminence que l'on a voulu accorder tour à tour soit au vaccin animal, soit au vaccin jennérien? Les jugements que l'on a portés sur ce sujet me paraissent tous plus ou moins empreints d'esprit de système et de passion, et ils ne doivent être acceptés par conséquent qu'avec une certaine réserve. Il y a deux ans à peine, une charge à fond était lancée du haut de la tribune académique contre le vaccin humain, qu'on accusait d'un bien grave méfait, à savoir, de semer la syphilis en même temps que la vaccine. L'Académie, à son insu peut-être, portait ainsi à la découverte immortelle de Jenner une atteinte dont elle est loin encore de s'être relevée. Depuis lors, les familles effrayées ne réclament qu'en tremblant du vaccin pour leurs enfants, car dans chaque vaccination elles croient apercevoir, comme un épouvantail, une menace de syphilis.

La syphilis vaccinale est pour moi un fait bien démontré. J'en ai moi-même publié dans le temps un fait que je crois authentique, quoique je n'en sois pas l'auteur. Mais cet accident a été si rare relativement au nombre prodigieux de vaccinations qui ont été pratiquées depuis trois quarts de siècle, que cette rareté même lui enlève une grande partie de son importance. Et non seulement il est extrêmement rare, mais on peut dire que, s'il est possible, à la rigueur, dans les vaccinations publiques, où l'on ne connaît ni les vaccinés, ni les vaccinifères, ni les parents des uns et des autres, il devient tout à fait impossible dans la pratique civile, où le médecin n'opère que sur des sujets connus. Rassurons donc les familles sur ce danger dont on a fait trop de bruit ; faisons leur comprendre que ce malheur dont on les épouvante ne s'observe jamais dans la pratique médicale ordinaire, et que renoncer à la vaccine par crainte de la syphilis c'est exposer leurs enfants à un danger immense pour échapper à l'éventualité la plus improbable, sinon la plus chimérique !

Mais de ce qu'on a trop rabaissé la vaccine humaine pour exalter outre mesure la vaccine animale, est-ce une raison pour se montrer aujourd'hui injuste envers cette dernière? Non, messieurs, soyons justes et équitables pour ces deux méthodes, qui ne sont pas deux rivales, mais bien plutôt deux sœurs faites pour marcher ensemble vers le même but. Conservons le vaccin jennérien comme méthode générale, mais lorsque le cow-pox spontané ou issu du horse-pox se présente acceptons-le, d'abord comme un puissant moyen de régénérer la vaccine humaine, et ensuite comme un précieux auxiliaire ou comme un succédané de la vaccine humaine, et s'il vient à nous comme cette année, avec le désintéressement le plus complet, ne lui marchandons pas, non plus qu'à ceux qui lui consacrent leur zèle et leur dévoûment, notre accueil empressé, notre sympathie et notre reconnaissance.

Un reproche grave que l'on a fait ici, dans cette enceinte, à la vaccine animale, c'est de dégénérer rapidement par sa transmission successive sur la vache, au point de s'éteindre et de disparaître au bout d'un certain nombre de générations. Je sais bien que M. Peuch a parlé dans son mémoire de cette dégénérescence, de cet affaiblissement progressif du cow-pox par des inoculations successives. Mais ce fait est-il nécessaire? inévitable ?

Quand je songe que le vaccin nous vient de la vache, je ne puis croire que ce virus ne prospère pas sur cet animal aussi bien que sur l'homme et qu'il doive, comme on nous le dit, y périr au bout de quelques transmissions. Si le cow-pox est allé s'affaiblissant de génération en génération, j'aime mieux croire que cela tient à une cause particulière. M. Peuch, si je ne me trompe, recueillait le cow-pox au bout de sept jours, au moins dans les premiers temps, comme on le fait pour le vaccin humain; cependant, d'après tout ce que j'ai appris sur le cow-pox, celui-ci parcourt ses périodes plus rapidement, et le virus doit être recueilli environ deux jours plus tôt. Or, ne savons-nous pas que si, sur l'espèce humaine, on ne prend le vaccin qu'au bout de 8, 9 ou 10 jours, ses effets deviennent d'autant plus incertains qu'on s'éloigne davantage du septième jour? Ce qui est hors de doute, c'est que si l'on continuait ainsi à recueillir le vaccin aussi tardivement on finirait bientôt par n'obtenir aucun effet, et je me demande si ce n'est pas quelque chose d'analogue qui est arrivé dans les expériences, d'ailleurs si précises et si intéressantes, de M. Peuch (1)?

§ III. — *Des effets consécutifs ou préservatifs des différentes espèces de vaccins.*

Lorsque parut la découverte de Jenner, on fonda sur elle les espérances les plus brillantes et les plus magnifiques. On crut à

(1) Je viens de lire dans la partie du mémoire de M. Peuch, que contient le *Lyon Médical* du 28 mai, que la dégénérescence qu'il avait constatée dans les transmissions successives du cow-pox issu du vaccin humain et que, d'après une première communication faite à la Société de médecine, il avait paru craindre aussi, quoique moins rapide, pour le cow-pox issu du horse-pox, n'a décidément pas lieu pour ce dernier virus, puisqu'à la 10e génération il conservait encore toute sa force et toute son activité.

la préservation absolue et définitive de la petite vérole et on en-
trevit le jour heureux où ce hideux et terrible exanthème aurait
disparu de la surface de la terre pour ne plus s'y montrer. La
variole ne devait bientôt exister que comme un fait historique,
ainsi que la lèpre du moyen âge, qui, après avoir épouvanté et
ravagé le monde, s'est si bien éteinte et a si bien disparu qu'à
peine en trouve-t-on encore quelques rares exemples dans quelques coins reculés du globe.

Lorsqu'on demandait à Jenner si la préservation durerait
toute la vie, il répondait qu'aucun fait ne lui permettait d'en
douter.

Le Comité central de vaccine, composé des membres les plus
éminents de l'Institut, de la Faculté et des praticiens de Paris, en-
treprit une série d'expériences qui ne pouvaient pas confirmer ces
belles espérances, mais qui les entretenaient du moins en pro-
voquant le plus vif enthousiasme.

En novembre 1801, ce Comité central soumit à l'inoculation
variolique 102 personnes vaccinées, les unes depuis six mois,
d'autres depuis huit mois, un an et même dix-huit mois. Sur ces
102 personnes, 84 n'éprouvèrent absolument aucun effet des inoculations, qui guérirent comme des piqûres simples. Sur 17, il sur-
vint un peu d'inflammation dans les piqûres, et chez l'une il se
forma sur le bras droit deux pustules ressemblant à celles de la
variole et étant en effet de même nature, car elles purent être ino-
culées, mais ne provoquèrent ni éruption générale, ni réaction
fébrile.

Le même Comité central soumit trente-six autres sujets vaccinés à une épreuve plus terrible encore. Il les plaça dans une
salle contenant cinq varioleux, où ils restèrent pendant 15 jours,
se promenant, jouant, mangeant à côté d'eux. On les fit coucher
dans les lits de ces malades à la période de suppuration et de
desquamation, on alla même jusqu'à leur faire porter leurs che-

mises tout imprégnées de virus; eh bien ! la vaccine sortit triomphante de cette épouvantable épreuve, car aucun des trente-six ne contracta la moindre pustule.

Cependant les détracteurs de la vaccine ne se firent pas longtemps attendre et l'on ne tarda pas à signaler de tous côtés des sujets atteints de variole quoique ayant été vaccinés.

En 1828 et en 1829, ce ne furent plus des faits isolés qui se présentèrent. Des épidémies de variole éclatèrent à Marseille et à Beaucaire, et dès lors il ne fut plus permis aux partisans les plus fervents et les plus convaincus de la vaccine de croire à la préservation absolue et définitive, et l'on commença à comprendre la nécessité des revaccinations. Celles-ci furent pratiquées en grand dans toutes les contrées de l'Europe, excepté en France, où l'Académie de médecine crut devoir la proscrire dans la crainte, disait-elle, de porter atteinte au prestige de la vaccine.

Cependant les amis de la vaccine, tout en reconnaissant que la préservation n'est pas toujours absolue, observèrent et démontrèrent à ses détracteurs un fait aujourd'hui hors de contestation, à savoir, que lorsque des individus vaccinés contractent la petite vérole celle-ci est presque toujours atténuée, incomplète, sans fièvre de suppuration et dépouillée de la plus grande partie de sa gravité.

Une statistique publiée par M. Fauvel, en 1870, vient, pour la centième fois, donner de ce fait la démonstration la plus éclatante. Voici cette statistique, que je voudrais voir imprimée en lettres d'or et affichée sur tous les coins de nos rues :

Du 1er février au 31 mai 1870, 275 varioleux ont été traités à l'Hôtel-Dieu de Paris. De ces 275 varioleux:

1° 28 n'avaient jamais été vaccinés. Il en est mort 21, c'est-à-dire 3 sur 4.

2° 238 avaient été vaccinés dans leur enfance, 19 sont morts, c'est-à-dire 1 sur 13.

3° 12 avaient été revaccinés trois ans, au moins, avant de contracter la petite vérole; ils sont tous guéris.

4° Enfin 3 revaccinés pendant la période d'incubation de la variole (dont deux avec succès), sont également guéris.

Ainsi, point de doute possible. La vaccine préserve d'une manière générale, et lorsque des sujets vaccinés contractent la variole, celle-ci est presque toujours dépouillée d'une très-grande partie de sa léthalité.

Mais une question importante se présente ici, et il convient de l'aborder franchement, soit pour la résoudre, soit au moins pour la discuter. C'est celle de savoir si tous les vaccins, faibles ou forts sont doués d'une puissance préservatrice égale, ou si, au contraire, il existe un rapport direct entre les effets primitifs de ces différents virus et leurs effets secondaires ou préservatifs.

MM. Chassagny et Peuch ont affirmé, dans une de nos dernières séances, que tous les virus sont doués d'une puissance préservatrice égale, quelle que soit la vigueur ou la faiblesse de leurs effets primitifs. Je désirerais bien vivement que cette assertion fût l'expression de la vérité, car ainsi tomberaient les scrupules des vaccinateurs qui, dans certains cas, peuvent craindre de ne pas avoir fait tout le possible pour préserver leurs clients d'une contagion future. Malheureusement aucune preuve ne vient étayer une assertion aussi importante, de sorte que j'incline pour ma part à adopter, jusqu'à preuve contraire, une opinion diamétralement opposée.

Mais, pour ne pas mettre simplement opinion contre opinion, assertion contre assertion, voyons s'il est possible de fournir quelques preuves en faveur de l'opinion contraire.

1re *Preuve.* — En 1851, je vaccine un enfant avec du vaccin faible et j'obtiens deux pustules de chétive apparence. En 1853, je revaccine le même enfant avec du vaccin issu du cow-pox et j'obtiens des pustules moins belles que celles du vaccinifère, mais aussi développées que les premières. Or, je ne puis m'empêcher de croire, 1° que la première vaccination n'a fait disparaître qu'en partie la réceptivité; que la 2e a été le complément de la 1re et que, par conséquent, cet enfant a eu une vaccine en deux livraisons; 2° que, par la même raison que cet enfant a pu recevoir une 2e vaccine après la 1re, il aurait été apte à contracter une variole ou une varioloïde, ce qui veut dire, en d'autres termes, que la vaccine faible ne préserve pas ou ne préserve qu'incomplètement d'une nouvelle vaccine ou de la variole.

2e *Preuve.* — De 1853 à 1856, j'ai vacciné bon nombre d'enfants avec du vaccin puissant issu du cow-pox. Or, malgré l'épidémie actuelle, je n'ai rencontré cette année aucun cas de variole ni de varioloïde chez ces enfants, âgés aujourd'hui de 15 à 18 ans, et j'ajoute que chez aucun de ceux que j'ai revaccinés je n'ai obtenu la vaccine vraie.

3e *Preuve.* — Tous les praticiens ont observé que les sujets chez lesquels on ne trouve que des cicatrices légères à la place de l'ancienne vaccine sont plus aptes à recevoir une nouvelle inoculation vaccinale et plus exposés à contracter la petite vérole. Or, ces cicatrices légères témoignent clairement que ces sujets n'ont eu qu'une vaccine légère et imparfaite.

4e *Preuve.* — D'après une statistique publiée par M. Peuch dans le *Lyon médical,* n° du 5 mars 1871, les revaccinations réussissent d'autant moins que l'âge des sujets s'éloigne davantage de la 40e année. Ne serait-ce pas parce que ces sujets ont été vaccinés à une époque rapprochée de la découverte, par conséquent avec du vaccin issu récemment du cow-pox et non encore affaibli?

5e *Preuve.* — (Par analogie). J'ai publié dans le temps quelques cas de double infection syphilitique. Or, dans tous ces cas, la première infection avait été légère, et je ne sache pas que l'on

ait cité un exemple de syphilis forte suivie d'une deuxième infection.

Ces preuves, messieurs, ne sont peut-être pas suffisantes pour
établir une démonstration absolue et pour entraîner forcément la
conviction, mais, si je ne m'abuse, elles suffisent pour donner
une grande probabilité à une opinion généralement admise parce
qu'elle paraît naturelle, et qui consiste à admettre un rapport
direct entre la force du vaccin et sa puissance préservatrice,
c'est-à-dire entre la beauté des pustules vaccinales, d'une part,
et le degré et la durée de la préservation variolique, d'autre
part.

www.ingramcontent.com/pod-product-compliance
Ingram Content Group UK Ltd.
Pitfield, Milton Keynes, MK11 3LW, UK
UKHW020914140726
13695UKWH00006B/2525